UN
NOUVEL EMBRYOTOME

COMMUNICATION

FAITE A LA SOCIÉTÉ OBSTÉTRICALE DE FRANCE

PAR

M. le Dr J. TEIXEIRA ALVARES

(de Rio-de-Janeiro)

MEMBRE CORRESPONDANT DE LA MÊME SOCIÉTÉ

PARIS

TYPOGRAPHIE GASTON NÉE

1, RUE CASSETTE, 1

1892

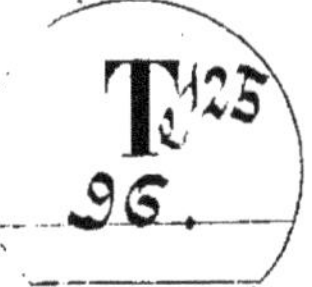

UN

NOUVEL EMBRYOTOME

COMMUNICATION

FAITE A LA SOCIÉTÉ OBSTÉTRICALE DE FRANCE

PAR

M. le Dr J. TEIXEIRA ALVARES

(de Rio-de-Janeiro)

MEMBRE CORRESPONDANT DE LA MÊME SOCIÉTÉ

PARIS

TYPOGRAPHIE GASTON NÉE

1, RUE CASSETTE, 1

1892

UN
NOUVEL EMBRYOTOME

COMMUNICATION

FAITE A LA SOCIÉTÉ OBSTÉTRICALE DE FRANCE

PAR

M. le Dr J. TEIXEIRA ALVARES

(de Rio-de-Janeiro)

MEMBRE CORRESPONDANT DE LA MÊME SOCIÉTÉ

Tout le monde sait que l'accoucheur se trouve réduit trop souvent à la dure extrémité de mutiler le fœtus dans la matrice.

Dans les cas de présentation du tronc, l'épaule étant très engagée, quand la version n'est plus possible, l'embryotomie s'impose comme le seul moyen certain de sauver la mère.

Cette opération, que fréquemment on est appelé à faire dans la pratique des accouchements, présente des difficultés très sérieuses; de là le grand nombre d'instruments que l'on a imaginés pour l'accomplir sans danger pour la femme et sans trop d'efforts et de fatigue de la part de l'opérateur.

Les divers instruments mis en usage sur les suppliciés ont été imités pour la décollation du fœtus; c'est ainsi que l'on a expérimenté le lacet, le couteau et enfin la guillotine.

M. le professeur Tarnier, qui a enrichi l'Obstétrique moderne de ses appareils les plus perfectionnés, tenta récemment de rendre plus facile l'embryotomie en inventant un nouvel embryotome dont l'excellente thèse de M. le Dr Potocki constitue une étude des plus approfondies.

Cet instrument est, en vérité, le plus parfait de tous les embryotomes employés jusqu'à cette heure.

Dans ma pratique, m'étant trouvé aux prises avec les difficultés de l'embryotomie, effectuée à l'aide des instruments en usage, je me suis efforcé d'en concevoir un qui rendrait l'opération plus aisée. J'ai confié l'exécution de l'instrument que j'ai imaginé à l'habileté justement réputée de la maison Lüer, de Paris.

Cet embryotome, que j'ai l'honneur de présenter aujourd'hui à l'appréciation des accoucheurs et de la *Société obstétricale de France*, me semble très simple, d'un maniement facile, et d'une sûreté absolue, tant au point de vue du résultat de l'opération qu'à celui de la protection complète qu'il offre aux organes maternels.

DESCRIPTION DE L'INSTRUMENT

Le nouvel embryotome, basé sur les mêmes principes que l'instrument de M. Tarnier, est une vraie guillotine; c'est-à-dire il consiste en une lame coupante triangulaire, montant et descendant entre deux tiges parallèles.

Il se compose de trois pièces :

La partie protectrice (fig. 2).
Le couteau (fig. 3).
La lame-support (fig. 4).

La partie protectrice ou **chemise** est une gaine d'acier longue de 35 centimètres, qui se termine à la partie inférieure par un manche, tandis qu'à la partie supérieure elle se courbe formant un crochet terminé par un bouton légèrement incliné de dedans en dehors.

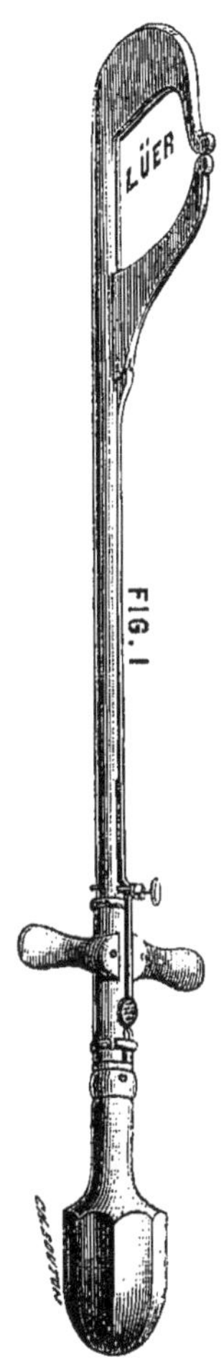

Fig. 1. — Le nouvel embryotome vu d'ensemble.

L'espace entre ce bouton et la chemise est de 3 centimètres.

La chemise est creusée de haut en bas d'une gouttière profonde de forme cylindrique.

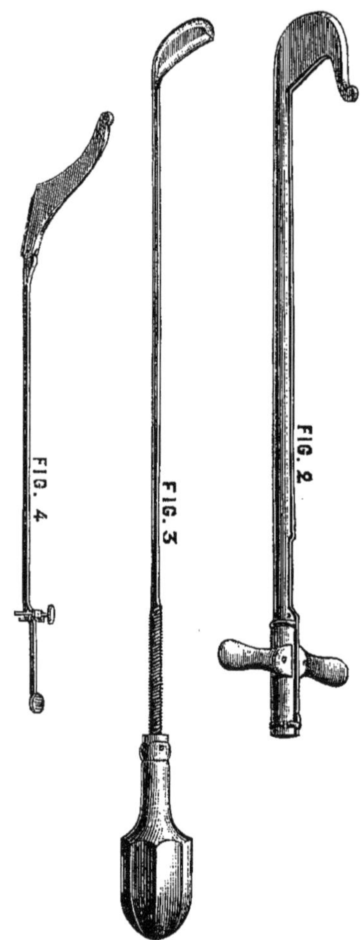

Fig. 2, 3, 4. — Les trois pièces démontées de l'embryotome.

Au-dessus du manche la gouttière s'élargit pour permettre l'introduction de la *lame-support*.

La partie concave du crochet s'élargit en bas en forme de

gaine pour abriter le couteau. Cette gaine mesure 2 centimètres de largeur. La saillie en haut que forme le crochet n'a pas d'importance, car elle est cachée dans le sillon que forment la tête et le tronc.

Le couteau caché dans le crochet formé par la gaine protectrice est parfaitement triangulaire. Son bord inférieur, long de 4 centimètres, est le côté coupant proprement dit.

Le bord supérieur convexe est également tranchant, parce que mes expériences m'ont démontré que lorsque le couteau remonte, après avoir divisé les tissus, il peut être arrêté par des lambeaux de la peau fœtale qui s'interposent entre lui et la gaine. Le bord supérieur du couteau étant coupant, cet obstacle est facilement vaincu.

Le bord interne se confond avec l'extrémité supérieure de la tige qui supporte le couteau.

Cette tige est longue de 35 centimètres; dans ses trois quarts supérieurs, elle a la forme d'un demi-cylindre dont la partie arrondie glisse dans la gaine; le quart inférieur est contourné en pas de vis.

Le pas de vis pénètre dans une poignée en forme de poire qui se fixe au bout de la chemise au moyen d'une bague que l'on doit tourner de façon à ce que la fente qu'elle présente ne corresponde pas à la gouttière.

La partie plane de la tige est disposée ainsi pour permettre le glissement facile de la *lame-support*. Prise de cette façon entre la *lame-support* et la *gaine protectrice*, la tige que supporte le couteau présente une immobilité parfaite.

Expliquons maintenant comment le couteau va descendre. Nous avons déja dit que le quart inférieur de la tige était en pas de vis; eh bien! la poire présente un pas de vis analogue qui s'engrène sur lui. Au début, c'est-à-dire quand le couteau est encore dans la gaine protectrice du crochet, la tige descend très peu dans la poire, mais à mesure que l'on tourne celle-ci, elle tend à s'engrener avec des parties de plus en plus considérables du pas de vis de la tige, et comme elle ne peut remonter en haut elle-même, arrêtée qu'elle est par la bague, elle force la tige à descendre et par conséquent abaisse le couteau. Il n'est pas nécessaire, avec cette disposition, de rien défaire tant que dure la section des parties fœtales ; ce qui est très commode. Pour remonter le couteau, il suffit de tourner la poire en sens inverse. Contrairement à l'embryotome de M. le professeur Tarnier, mon instrument coupe de haut en bas. J'ai préféré cette disposition parce qu'elle amène, comme le savent tous les mécaniciens, une précision de la main bien plus grande que si on allait inversement.

La lame-support est une lame métallique de 3 ou 4 millimètres d'épaisseur, qui a à peu près la forme d'une lunette.

Son bord externe, libre, est mousse et lisse.

Le bord supérieur est concave pour loger le cou du fœtus auquel il sert de support.

Le bord interne se confond avec l'extrémité supérieure d'une tige, sur laquelle est montée la *lame-support*. Cette tige, longue de 13 centimètres et demi est coudée à l'extrémité inférieure ou elle présente un presse-bouton. Sur la partie coudée glisse une lunette à griffes, surmontée d'une vis, qui sert à fixer la *lame-support*. La lame est terminée en haut par un bouton qui s'applique contre le bouton terminal du crochet. Ainsi se trouve fermé un cercle complet, dans lequel marche le couteau qui ne saurait s'en écarter.

Les parties maternelles sont donc entièrement protégées contre tout accident. D'autre part, les parties que l'on doit trancher sont parfaitement *immobilisées* et *comprimées*, ce qui rend la section beaucoup plus facile.

MANIEMENT DE L'INSTRUMENT

MANUEL OPÉRATOIRE DE L'EMBRYOTOMIE CERVICALE

Les règles pour l'application de mon embryotome sont à peu près les mêmes que celles indiquées pour l'emploi de l'instrument de M. Tarnier, sauf quelques modifications.

Les expériences que j'ai faites m'ont permis de constater que les préceptes établis par le savant accoucheur, en vue d'introduire le crochet et d'obtenir une bonne prise du cou ou du tronc, sont ceux qui donnent les résultats les plus satisfaisants.

L'embryotomie cervicale, pratiquée avec mon instrument, se divise en trois temps :

1° Introduction et placement du crochet;

2° Introduction et fixation de la *lame-support ;*

3° Section du cou.

Introduction et placement du crochet. — Supposons une présentation du tronc en A I D de l'épaule gauche ou A I G de l'épaule droite, positions dans lesquelles le dos est toujours en avant : on introduit dans les organes maternels la main de nom contraire à l'épaule présentée et on s'efforce de la placer en arrière du pubis, entre celui-ci et le dos du fœtus, de façon à ce que l'index et le pouce, en contact avec la tête, embrassent le sillon du cou en même temps.

Un aide soutient le fond de l'utérus par une pression ménagée afin d'éviter des tiraillements.

L'opérateur une fois certain que le cou est accessible et qu'il a fait pénétrer la main qui doit embrasser celui-ci par son bord radial, saisit l'embryotome, dépourvu de la *lame-support*, de la main libre et l'introduit dans les organes maternels en le faisant glisser doucement sur la paume de la main qui tient le cou, de telle façon que le crochet soit tourné du côté opposé à la tête. L'opérateur le pousse avec beaucoup de ménagement et à plat jusqu'à ce qu'il dépasse le cou. Dès qu'il y est, tournant le manche de la chemise, on lui fait exécuter un mouvement de rotation de droite à gauche, ou inversement, selon la position de la tête; c'est-à-dire que le crochet se tourne toujours du côté de l'épaule et jamais du côté de la tête contre laquelle il s'arc-bouterait, comme l'a fait observer M. Tarnier. Le bouton glisse sur l'épaule et le crochet ira se mettre à cheval sur le cou du fœtus.

Le crochet une fois logé dans le sillon du cou, et vérification faite que la prise est bonne, on exerce des tractions en bas pour bien fixer l'instrument et approcher le cou du centre de l'excavation. Ensuite, on retire la main qui est dans l'utérus, on tient l'embryotome fermement de la main gauche et on procède au deuxième temps de l'opération.

Remarque importante. — Pendant les deux premiers temps de l'opération, on doit toujours tenir la chemise par le manche et jamais par la poire, autrement le couteau serait amené à se découvrir.

Introduction de la lame-support. — La main gauche maintient solidement le manche de l'instrument, la main droite place la *lame-support* dans la gouttière et la pousse jusqu'à sa pénétration dans la vulve; arrivé là, l'opérateur cesse de pousser avec la main droite, il introduit cette main dans le vagin pour guider la lame dans l'intérieur des organes génitaux, au fur et à mesure que le pouce de la main gauche, appliqué contre le bouton de l'extrémité inférieure de la tige, pousse celle-ci en haut jusqu'à ce que la *lame-support* touche le cou du fœtus *sans interposition d'autres tissus*.

Cela fait, on continue de pousser, et le cou se loge de lui-

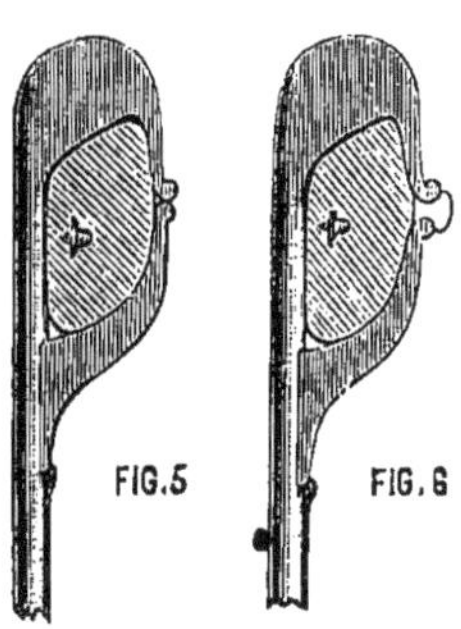

Fig. 5. — Schéma représentant la section complète du cou. Les deux boutons sont en contact, les tissus herniés ayant été repoussés en dedans du cercle.

Fig. 6. — Schéma représentant une partie des tissus du cou herniée entre les deux boutons avant d'être repoussée par le doigt de l'opérateur en dedans du cercle.

même dans le cercle de fer, qui se forme autour de lui, l'immobilisant et le comprimant en même temps.

Quand le cou n'est pas trop volumineux, il sera contenu dans le cercle en sa totalité; dans le cas contraire, l'opérateur, avec l'extrémité de son index, presse les parties molles, qui ont tendance à faire hernie, et les force de se loger dans le cercle jusqu'à ce que les deux boutons se touchent. Ensuite on retire la main-guide des organes génitaux, la main gauche maintenant toujours et le manche de l'instrument et la tige de la *lame-support*, et on fixe celle-ci. Pour fixer la *lame-support*, il suffit de pousser la lunette à griffes de façon à ce qu'elle cavalgue la *chemise* et s'adapte à l'entaille que la même présente au-dessus du manche pour la loger, et serrer la vis.

Section du cou. — Tenant encore le manche de l'embryotome de la main gauche, avec la droite on tourne la poire et le couteau descend doucement et régulièrement sans produire aucune secousse du côté du fœtus. Tous les tissus mous et durs, contenus en dedans du cercle, seront sectionnés avec une facilité remarquable et sans déployer une force considérable. La colonne vertébrale est facilement tranchée ; on entend à ce moment un craquement spécial.

Dès que le couteau suspend son mouvement, la coupe est terminée. On remonte le couteau en tournant la poire en sens inverse ; quand il s'arrête de nouveau, si le cou du fœtus était tout entier au dedans du cercle, on peut enlever l'instrument, car la décollation est complète.

Le fœtus ainsi décollé est extrait d'après les règles ordinaires ; il suffit de faire des tractions convenables sur le bras pour que le tronc vienne paraître à la vulve.

Pour la tête, on l'accroche en introduisant à la bouche deux doigts, et on tire avec précaution.

Réflexions.

Toutes les fois que cela est possible, comme le conseille M. Tarnier, on doit placer le crochet en avant du fœtus, entre celui-ci et le pubis.

Cependant, dans les cas où cette manœuvre serait difficile à exécuter, on peut placer le crochet en arrière du fœtus, et l'opération réussira quand même.

Quand le bras de l'enfant tombe dans le vagin, on le tient avec un lacet, et quelques tractions modérées seront faites sur lui; ces tractions contribueront à la descente du cou. Le lacet sera confié à un aide qui maintiendra le membre procidant fixé sous la cuisse de la femme du côté opposé à la tête.

Au moment de l'introduction de la *lame-support*, s'il arrive qu'elle aille buter contre un obstacle quelconque, il suffit de lever le manche de l'instrument, s'il a été appliqué en avant du fœtus, ou de l'abaisser si l'application a été pratiquée en arrière, ou de le mouvoir soit à droite soit à gauche, pour que l'introduction devienne possible.

Quelquefois la prise du crochet peut être fautive; on pourra accrocher, au lieu du cou, l'épaule supérieure ou le cou et le bras supérieur en même temps, etc.; dans tous ces cas de mauvaise prise, les deux boutons resteront éloignés l'un de l'autre; *ce fait révélera la méprise à l'opérateur*, qui s'empressera d'y obvier.

Dans les positions A I D de l'épaule droite et A I G de l'épaule gauche où le dos est toujours placé en arrière, le manuel opératoire est le même, avec cette différence que la main que l'on introduit la première est l'homonyme de l'épaule qui se présente. En résumé, l'application de l'instrument est soumise aux règles générales communes à divers autres embryotomes; mais cependant on devra les modifier suivant les circonstances, en présence de certains cas particuliers présentant des indications spéciales. Prévoir toutes ces difficultés et leur formuler des préceptes dépasseraient les limites de ce travail succinct et dont l'unique objet est la présentation du nouvel embryotome.

Il est inutile de recommander tous les ménagements d'une sage prudence quand on introduit un instrument quelconque dans les organes génitaux; pour l'embryotome, cela est encore plus nécessaire. *L'antisepsie surtout doit être très rigoureuse.*

EMBRYOTOMIE THORACIQUE ET ABDOMINALE

Quand on pratique l'embryotomie, c'est ordinairement le cou que l'on sectionne ; mais il y a des cas où cette partie du corps n'est pas accessible et tous les efforts employés afin de la rendre telle restent sans résultat. Alors on est forcé de couper la partie à la portée de la main ; cette partie peut être le thorax ou l'abdomen. Dans le premier cas, ce sera *l'embryotomie thoracique ;* dans le deuxième cas, *l'embryotomie abdominale.*

La section du tronc est très difficile avec la plupart des instruments. En se servant de l'embryotome de M. le professeur Tarnier, on réussit à l'exécuter; *la manœuvre est encore plus aisée avec mon embryotome.*

Dans l'embryotomie abdominale ou thoracique, les difficultés, si nous laissons de côté le manuel opératoire, se réduisent à trois principales :

1° Excès de volume des parties à sectionner ;

2° Mobilité de ces parties ;

3° Mollesse et faute de résistance.

L'instrument avec lequel on se propose d'opérer doit le plus possible écarter ces inconvénients, c'est-à-dire il doit :

1° Diminuer le volume du tronc ;

2° Bien fixer les tissus, de façon à ce que la partie accrochée ne puisse fuir devant la lame coupante ;

3° Augmenter la densité des tissus et leur donner plus de résistance.

Mon embryotome réalise dans une large mesure ces trois conditions. La *lame-support,* quand elle se met en contact avec le tronc, accroche une large portion des tissus qui est poussée dans le cercle ; ces tissus ainsi comprimés deviennent plus résistants, ce qui rend la coupe plus facile ; ils sont réduits à la moitié de leur volume et se trouvent fixés solidement malgré leur mollesse.

L'excellence de mon instrument est surtout appréciable quand on fait l'embryotomie abdominale.

L'abdomen se compose d'un amas de parties molles accolées à une tige résistante, la colonne vertébrale. Avec le nouvel embryotome, le cercle pouvant embrasser la moitié de ces tissus mous, la section de l'abdomen pourra être faite en deux fois et toujours sans qu'il reste le moindre lambeau cutané.

MANUEL OPÉRATOIRE
POUR LA SECTION DE L'ABDOMEN

Il est préférable, et pour la section du thorax et pour la section de l'abdomen, d'introduire le crochet toujours du côté du dos du fœtus, comme l'observe M. Tarnier, parce que le plus important ici c'est de couper la colonne vertébrale.

Mais quand on trouvera des difficultés pour faire pénétrer l'instrument du côté du plan résistant du fœtus, on l'accrochera par le plan opposé.

Quand le dos est en avant, on introduit la main gauche entre le pubis et le dos du fœtus, le plus haut possible ; ensuite on introduit l'embryotome à plat sur la paume de la main, et, quand il est au-dessus du tronc, on tourne le manche de façon à ce que le bouton du crochet regarde directement en arrière ; on abaisse alors l'instrument en l'accrochant sur l'abdomen. On retire ensuite la main gauche, on tient avec elle le manche de l'instrument en l'immobilisant.

La *lame-support* sera alors introduite de la façon décrite plus haut.

Au fur et à mesure que le pouce la fait monter, l'opérateur

la guide dans les organes génitaux en ayant soin de repousser en dedans du cercle la plus grande partie possible des tissus à sectionner.

Cela fait, on fixe la tige de la *lame-support*, on fait fonctionner le couteau et on réussit ainsi à trancher toute la moitié postérieure de l'abdomen (fig. 7).

On descend tout de suite la *lampe-support;* après avoir

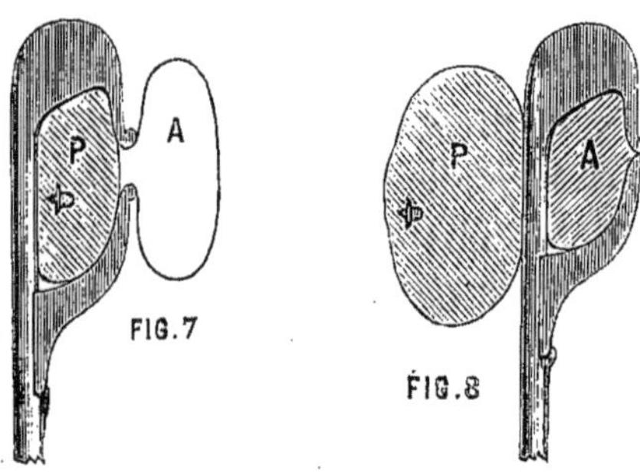

Fig. 7. — Schéma représentant la moitié postérieure de l'abdomen P, contenue dans le cercle et sectionnée. L'autre moitié A fait hernie à travers les deux boutons et n'a pas été atteinte par le couteau.

Fig. 8. — Même schéma. La moitié postérieure sectionnée dépasse l'instrument en arrière, la moitié antérieure A, qu'on a poussée en dedans du cercle est déjà coupée. L'instrument est conservé en place après la section.

ramené le couteau, on fait une nouvelle prise avec le crochet sur le restant des tissus non sectionnés ; on lève de nouveau la *lame-support;* on la fixe et on coupe. La séparation du tronc en deux tronçons est complète (fig. 8). Quand le dos est en postérieur, on introduit l'embryotome derrière le fœtus.

Remarque. — Toutes les fois que l'on aura terminé une section et que le couteau reposera dans la rainure de la *lame-support*, on devra toujours, soit pour retirer l'embryotome soit pour répéter les manœuvres, remonter le couteau et le replacer au-dedans de sa gaine.

L'instrument sortira sans être retenu par aucun lambeau de tissu.

Quand on éprouve la moindre résistance, il suffit de descendre et remonter le couteau pour qu'il se dégage facilement.

SECTION DU THORAX

Le manuel opératoire est le même que pour la section de l'abdomen; seulement l'embryotomie thoracique est plus difficile et exige, pour être complète, trois prises avec le crochet.

CONCLUSIONS

Ceux qui ont étudié l'embryotome de M. le professeur Tarnier ont résumé ainsi ses avantages :

« I. — L'embryotome rachidien du professeur Tarnier se compose de trois parties : crochet, couteau, protecteur.

« Le crochet, qui est analogue à celui de Braun, est destiné, non pas à embrasser les parties à sectionner, mais à se fixer en un point quelconque du fœtus, pour servir de point d'appui au couteau. Il est creusé d'une gouttière, munie d'un écrou mobile, dans laquelle glisse le couteau.

« Le couteau est triangulaire, il agit comme une guillotine, non pas en comprimant, mais bien en glissant sur le fœtus qu'il attaque tangentiellement, etc.

« II. — Le maniement de l'embryotome rachidien est aisé pour ceux qui ont eu soin d'étudier le fonctionnement très simple de ses diverses parties. Il est d'une grande solidité.

« III. — Comme il se démonte bien, que la gouttière du crochet est largement ouverte, que toutes ses pièces se séparent, il peut être facilement nettoyé et désinfecté et, par conséquent, être rendu exactement aseptique.

« IV. — L'instrument n'est dangereux ni pour la femme ni pour l'accoucheur.

« V. — L'embryotome rachidien est applicable à *tous* les cas, même les plus compliqués, de présentation de l'épaule; il s'applique aussi bien sur le tronc que sur le cou; il est d'un usage général, etc., etc.

« VI. — Les expériences faites à l'amphithéâtre montrent que l'instrument est applicable dans les mêmes conditions de rétrécissement que le basiotribe, etc.

« VII. — L'embryotome sectionne le fœtus sans produire d'ébranlement de la partie fœtale. Il est donc infiniment supérieur aux autres embryotomes (1) ».

Or, tous ces perfectionnements réalisés par l'embryotome de M. Tarnier ne peuvent être déniés à notre embryotome.

1° Il se compose de trois parties : *chemise*, *couteau* et *lame-support*. La chemise et le couteau se trouvent invaginés l'un dans l'autre et fonctionnent comme une seule pièce. La *lame-support*, qui n'existe dans aucun autre embryotome, fixe le cou et remplace la main de l'accoucheur. Le couteau réalise parfaitement la forme de la guillotine; il n'a pas de pointe; il coupe par son bord inférieur droit, mais incliné de façon à entailler tangentiellement; il n'a pas de protecteur proprement dit : c'est le cercle formé autour de la partie à sectionner qui en tient lieu.

2° Le maniement de mon instrument est plus facile que celui de M. Tarnier; ce dernier exigeant deux personnes pour son application, et le mien devant toujours être appliqué par l'opérateur seul. L'instrument est donc fort simple. En outre, avec l'embryotome de M. Tarnier, quand le cou

(1) J. Potocki. *Des méthodes d'embryotomie*, p. 327 à 328.

n'est pas tranché de prime abord, ce qui arrive fréquemment, l'opérateur est forcé d'abaisser et quelquefois de retirer le couteau, à plusieurs reprises; et toutes les fois qu'on le retire, on a besoin de faire agir la lame protectrice afin d'empêcher la lésion des parties maternelles.

Cette difficulté, on ne la rencontre pas dans le nouvel embryotome parce que le couteau est toujours protégé, l'opérateur n'ayant jamais besoin d'y faire attention, et parce que la *lame-support*, qui est la pièce mobile dans mon embryotome, est une pièce unique, mousse, parfaitement lisse et inoffensive à l'intérieur des organes à protéger.

3° Le nouvel embryotome est entièrement métallique; il se démonte complètement et peut être rendu parfaitement aseptique.

4° Le couteau glisse toujours au-dedans d'un cercle fermé; il n'y a donc aucun danger pour les organes de la femme quand on l'actionne au moyen de la poire du manche. Au moment où on applique le crochet sur le cou, le couteau est caché dans une large gaine, qui l'enveloppe de chaque côté, et les doigts de l'opérateur ne peuvent pas même l'atteindre.

5° D'après les expériences que j'ai faites sur des cadavres de fœtus placés dans le mannequin, j'ai conclu que dans les cas les plus compliqués l'application de mon instrument était possible.

6° En rétrécissant le bassin du mannequin, j'ai réussi néanmoins à terminer l'application de mon embryotome. La forme aplatie du crochet a contribué pour beaucoup au bon résultat obtenu.

7° Le fœtus, au moment d'être décollé, est moins ébranlé qu'avec tous les autres embryotomes, parce que le cou se trouve serré dans un cercle, et le couteau le traverse si doucement et régulièrement que tout ébranlement est impossible, pourvu que l'on maintienne le manche de l'instrument d'une main ferme.

A ces considérations j'ajouterai encore ceci :

Quand on opère avec l'embryotome de M. le professeur Tarnier, le couteau, en montant, a une tendance manifeste à chasser les tissus du cou en dehors du crochet, avant de les sectionner. De là la nécessité de couper à plusieurs reprises. Avec mon instrument, cet inconvénient est évité : les tissus sont comprimés de haut en bas par le crochet, de bas en haut par la *lame-support;* en sorte que tout ce qui se trouve entre ces deux demi-cercles sera fatalement coupé.

Avec mon embryotome, on tranche toujours le cou *sans qu'il reste le plus petit lambeau de peau;* par conséquent, on ne sera jamais forcé de recourir à des ciseaux ou à des tractions avec le crochet pour terminer l'opération, comme cela arrive avec d'autres embryotomes.

Le couteau ne mâche les tissus ni contre le crochet ni contre la *lame-support*, parce qu'il coupe dans un sillon où il pénètre profondément. Quant à la *lame-support*, qu'aucun autre embryotome ne possède, j'ai réussi toujours dans mes expériences à l'introduire jusqu'au cou sans difficulté.

Pendant l'opération, lorsqu'on a vérifié que les deux boutons se touchent sans interposition de tissus, on est tout à fait certain que la section va être complète et définitive.

Dans certains cas, l'opérateur, désirant avec mon instrument, opérer comme on opère avec le crochet de Braun, la présence du couteau dans le crochet rendra l'opération plus facile parce qu'il peut diviser le cou petit à petit sans que l'on ait besoin de le dilacérer.

Tout ce que nous venons de dire résulte de nos nombreuses expériences sur des cadavres de fœtus placés dans le mannequin de Pinard.

Paris. — Typographie Gaston Née, 1, rue Cassette. — 6307.

www.ingramcontent.com/pod-product-compliance
Ingram Content Group UK Ltd.
Pitfield, Milton Keynes, MK11 3LW, UK
UKHW022155260726
13993UKWH00005B/2393